Darmgesundheit
Stärke dein Immunsystem durch Darmsarnierung

mit probiotischen Lebensmitteln zu
einer gesunden Darmflora

von Simona Wellensteiger

D1666836

auch als Ebook erhältlich
ASIN: B07FRBRRWM

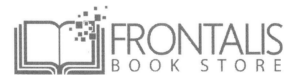

www.frontalis-bookstore.com

Inhaltsverzeichnis

Dieses Buch widme ich meinem Darm :)

Prolog

Dieses Buch handelt von der Darmgesundheit, im Besonderen über das, was Sie beachten und unternehmen sollten, um die Darmflora und ihre Aufgabe zu unterstützen. Damit können Sie Krankheiten und Problemen vorbeugen und stärken Ihr Immunsystem für einen gesunden und fitten Körper.

In unserer schnelllebigen Zeit finden wir keine Ruhe. Kein Wunder, dass die heutige Menschheit an Verdauungsproblemen, Unverträglichkeiten und Allergien leidet. Die Nahrung spielt eine geringe Rolle in unserem eng gesteckten Terminplan. Oft fehlt die Zeit und Ruhe, gesunde Nahrung aufzunehmen. Ist auch kein Wunder. Die heutige Arbeits- und Schulwelt erlaubt praktisch keine freie Zeit. Essen ist wichtig und essenziell für unser Wesen. Oft vergessen wir dies. Was wir in den Mund schieben, kommt im Magen an, geht durch den Darm und wird zum Schluss ausgeschieden. Lebensmittel nähren uns. Geben uns Kraft und versorgen den Organismus mit wichtigen Elementen um unser Überleben zu sichern. Umso erstaunlicher, dass der moderne Mensch dieser doch so wichtigen Angelegenheit wenig Beachtung schenkt.

Das Angebot an Fastfood ist enorm groß. Es verlockt unheimlich sich schnell einen feinen Burger reinzuziehen, oder eine Currywurst oder ein Kebab oder oder oder. Ich muss zugeben, das Zeugs ist fein. So lange gelegentlich Fastfood gegessen wird, ist es auch kein Problem.

Wir müssen aber wieder stärker auf unseren Körper achten. An dieser Stelle will ich gerne den Fokus auf den Darm legen. Er ist ein sehr zentrales und wichtiges Organ unseres Körpers. Wie wichtig, steht in den nachfolgenden Kapiteln. Diese sind zwar ziemlich „technisch", aber trotzdem extrem spannend. Wir werfen einen Blick auf die Darmfunktionen. Schauen uns die Darmflora genauer an. Wie Nährstoffe durch den Darm in den Körper gelangen und wie diese die Darmflora beeinflussen. Zum Schluss kommt der weniger technische Teil und es gibt Tipps für einen gesunden Darm mit einfachen Haushaltsmitteln.

Ich wünsche viel Spaß beim Lesen und einen gesunden Darm!

Kapitel 1: Wie funktioniert der Darm

Der Darm ist eine gewundene Muskelröhre, die sich vom Magen bis zum Anus erstreckt. Sein Hauptzweck ist es, Nahrung zu verdauen. Aber der Darm ist nicht nur für die Verdauung da: Er produziert auch verschiedene Substanzen, die Botschaften an andere Teile des Körpers transportieren, und spielt eine wichtige Rolle bei der Bekämpfung von Keimen. Außerdem reguliert er den Wasserhaushalt des Körpers. Es gibt eine besonders hohe Anzahl von Nervenzellen in der Darmwand. Für manche Menschen spiegelt der Darm ihre Gefühlslage wieder: zum Beispiel können sie Bauchschmerzen, Durchfall oder Verstopfung bekommen, wenn sie gestresst oder über etwas verärgert sind.

Der Dünndarm, der direkt mit dem Magen verbunden ist, ist zwischen 3 bis 5 Meter lang - vom Anfang bis zum Ende. Er besteht aus drei Abschnitten, die als Duodenum, Jejunum und Ileum bekannt sind. Die Innenwand des Dünndarms hat Falten, wie der Körper eines Akkordeons. Dies macht seine Oberfläche sehr groß.

Der Dünndarm

Im Dünndarm bauen die Enzyme (körpereigene Substanzen) Nährstoffe wie Kohlenhydrate, Proteine oder Fette in ihre einzelnen Bausteine (Moleküle) ab. Diese Enzyme werden in den Speicheldrüsen im Mund, in der Bauchspeicheldrüse und in den Darmzellen produziert. Die Darmzellen nehmen die Bausteine (z.B. Zucker, Aminosäuren oder Fettsäuren) zusammen mit Vitaminen, Salzen und Wasser auf. Von dort gelangen die meisten Nährstoffe in den Blutkreislauf, um zum Rest des Körpers transportiert zu werden.

Die kleinen Darmzellen produzieren auch verschiedene Darmhormone. Diese Hormone beeinflussen Prozesse wie die Produktion von Galle oder Pankreassaft. Sie bewirken auch, dass mehr Wasser in den Darm abgegeben wird und Sie sich satt fühlen.

Der Dickdarm

Im rechten Unterbauch führt der Dünndarm in den etwa 1 bis 1,5 Meter langen Dickdarm. Der Dickdarm besteht aus Blinddarm, Dickdarm und Mastdarm, der am After im Analkanal endet. Im Dickdarm helfen starke, wellenartige Bewegungen, den Inhalt des Darms in Richtung Anus zu drücken. Der Drang, auf die Toilette zu gehen und den Darm zu entleeren, wird ausgelöst, wenn der Stuhl in das Rektum gelangt. Wenn wir diesen Drang unterdrücken, speichert das Rektum vorübergehend den Stuhl.

Wie oft der Stuhlgang auftritt, ist von Person zu Person sehr unterschiedlich: Es ist völlig normal, den Darm zwischen dreimal täglich bis dreimal wöchentlich zu entleeren. Die Häufigkeit hängt hauptsächlich davon ab, wie viel Ballaststoffe Sie mit Ihrer Ernährung aufnehmen.

Eine weitere wichtige Aufgabe des Dickdarms ist die Aufnahme von Wasser und Salzen. Millionen von Bakterien befinden sich im Dickdarm. Diese Bakterien bauen Proteine in der Nahrung ab, um Proteinbausteine (Aminosäuren) zu produzieren. Außerdem produzieren sie die lebenswichtigen Vitamine B und K.

Kapitel 2: Was versteht man unter Darmflora

Ihr Magen-Darm-Trakt ist verantwortlich für die Versorgung Ihres Körpers mit Nährstoffen, Vitaminen und Mineralien in der Nahrung, die notwendig für unseren Körper sind. Viele Milliarden nützlicher Bakterien, die in Ihrem Dickdarm leben, tragen dazu bei, dass Ihr Magen-Darm-Trakt richtig funktioniert und Sie Krankheiten vermeiden können. Diese Kolonien von Darm-Bakterien werden oft als Ihre normale Flora bezeichnet - Mikroorganismen, die für Ihre allgemeine Gesundheit wichtig sind.

Normale Flora

Ihr Darm enthält mehr als eine Billion nützlicher Bakterien, hauptsächlich Mikroorganismen, die Anaerobier sind und somit keinen Sauerstoff benötigen, um zu überleben. Jede Person hat eine einzigartige Flora, die potenziell bis zu 400 verschiedene Arten enthält. Die meisten gehören zu den Gattungen Streptococcus oder Bacteroides. Die große Mehrheit dieser Bakterien leben in Ihrem Dickdarm oder Colon, wo sie in den Darmwänden bleiben und nicht in andere Teile Ihres Körpers eindringen. Da sich Stuhl in Ihrem Dickdarm und Rektum bildet, werden einige Bakterien davon bei jedem Stuhlgang den Körper verlassen.

Ernährung

Die normale Flora in Ihrem Magen-Darm-Trakt fermentiert unverdauliche Ballaststoffe in Ihrer Nahrung, indem sie sie in kleinere Moleküle zerlegt, die im Stuhl ausgeschieden werden, oder, im Falle einiger Arten von Ballaststoffen, werden sie von den Bakterien selbst als Energiequelle genutzt. Diese Bakterien spielen auch eine wichtige Rolle im Stoffwechsel verschiedener Vitamine. Sie synthetisieren Vitamin K, was der Nahrung hinzugefügt wird. Vitamin K ist wichtig, um sicherzustellen, dass Ihr Blut richtig gerinnt und hilft auch, starke Knochen aufzubauen, denn es reguliert Ihren Kalziumgehalt im Körper. Ihre Darmbakterien produzieren auch andere Vitamine, einschließlich Biotin, Vitamin B-12, Folsäure und Thiamin, Mitglieder des B-Komplexes.

Infektion

Wenn Sie Nahrung zu sich nehmen, nehmen Sie auch potentiell pathogene, schädliche Bakterien auf. Die stabile Population gesunder Bakterien in Ihrem Verdauungstrakt verhindert normalerweise das Wachstum von pathogenen Mikroorganismen in Nahrungsmitteln, indem Substanzen sezerniert werden, die ihre Ausbreitung hemmen. Wenn Sie jedoch Antibiotika nehmen, kann das Gleichgewicht zwischen gesunden und potenziell schädlichen Bakterien in Ihrem Darm gestört werden, da das Medikament viele der guten Bakterien abtöten kann. Dies führt zu einem übermäßigen Wachstum von pathogenen Mikroorganismen, was möglicherweise zu Durchfall führt (siehe auch Buchempfehlung „Natürliche Antibiotika" am Schluss des Buches). Eine ernstere Erkrankung kann sich entwickeln, wenn Bakterien wie Salmonella oder Clostridium außer Kontrolle geraten.

Unterstützung der normalen Flora

Probiotische Lebensmittel sind Lebensmittel, die lebende Bakterien enthalten, die denen in Ihrem Magen-Darm-Trakt ähnlich sind oder gleichen. Der regelmäßige Verzehr dieser Nahrungsmittel kann helfen, die Darmflora aufzubauen, indem neue Kolonien hinzugefügt werden und während einer Krankheit verlorene Bakterien ersetzt werden. Der Verzehr von probiotischen Nahrungsmitteln für den allgemeinen Gesundheitszustand oder zur Behandlung von Durchfall wird empfohlen. Es ist auch erwiesen, dass Probiotika helfen können, andere Verdauungserkrankungen wie Morbus Crohn und das Reizdarmsyndrom zu behandeln. Beispiele für probiotische Nahrungsmittel umfassen:

- Joghurt mit lebende Kulturen

- fermentierte Kohlgerichte wie Kimchi und Sauerkraut
- fermentierte Sojabohnen-Nahrungsmittel wie Miso, Tempeh und Natto
- auch Kefir, eine Art fermentierte Kuh-, Ziegen- oder Schafmilch, ist probiotisch

Mittlerweile gibt es auch Probiotika als Zusatz zu kaufen, in Form von Säften (zum Beispiel Biosa), Tabletten oder Pulver.

Nachdem Bakterien im Darm durch Antibiotika, Abführmittel, Schwermetalle, Operationen und Koloskopien abgetötet werden, werden zuerst Ballaststoffe empfohlen, um Bakterien zu ersetzen und Kot bilden zu können, da er sich sonst in gräuliche steinharte Kiesel verwandelt und ein routinemäßiger Gang zur Toilette so zu einer Folter wird. Dieser Zustand wird Dysbakteriose oder Dysbiose genannt.

Was sind die Ursachen für Dysbakteriose?

Nun, alles, was schlechte Bakterien abtötet, tötet auch gute Bakterien ab, die identische einzellige lebende Organismen sind, aber sich besser benehmen. Hier ist nur eine kurze Liste der möglichen Gründe. Sie werden hier keine speziellen Empfehlungen finden, weil sie selbstverständlich sind: keine zusätzlichen Ballaststoffe verwenden, Antibiotika vermeiden, Amalgamfüllungen entfernen, natürliche Seifen verwenden usw.

Proteinmangel

Die Darmflora bezieht ihre Energie und plastischen Nährstoffe nicht aus Nahrungsmitteln, sondern aus Mucin, das von gesunden Schleimhäuten abgesondert wird. Mucin ist ein Glykoprotein - ein Molekül, das Glukose und Aminosäuren verbindet. Magen- und Darmschleim wird durch die Kombination von Mucin und Wasser gebildet. Schleim schützt die Wände des Magens und des Darms vor mechanischen Schäden, Enzymen, Magensäure, adstringierender Galle und pathogenen Nahrungsmitteln. Der Mangel an der essentiellen Aminosäure Threonin beispielsweise mindert die Fähigkeit des Körpers, Mucin zu produzieren, und entsprechend die Fähigkeit der Bakterien, zu funktionieren und sich fortzupflanzen.

Darmsäure

Neben der Fermentation kann eine Übersäuerung auftreten, wenn die Bauchspeicheldrüse aufgrund von Pankreaserkrankungen oder einer Obstruktion den Mageninhalt nicht neutralisieren kann. In diesem Fall fließen saure Verdauungssäfte in den Dickdarm und zerstören Bakterien. Interessanterweise ist die wahrscheinlichste Ursache für eine Obstruktion bei einer ansonsten gesunden Person die Verstopfung der Bauchspeicheldrüsengänge durch zu viele unverdauliche Ballaststoffe im Zwölffingerdarm. Die normale Acidität für Stuhl (das heißt, bei der die Bakterien sicher sind) liegt im pH-Bereich von 6 bis 7,2.

Durchfall

Akute Darminfektion, Lebensmittelvergiftung, Abführmittel, medizinische Intervention und andere Bedingungen können zu anhaltendem Durchfall führen, der buchstäblich alle Bakterien aus Ihrem Darm spülen wird. Eine Appendektomie (Entfernung des Blinddarms) erhöht ebenfalls das Risiko einer Dysbakteriose, da der Blinddarm bei Auftreten von Durchfall die "Starterkultur" erhält.

Antibiotika und antibakterielle Medikamente (wie Sulfanilamid, Sulfa-Derivate, Dynapen, Urex, Nydrazid, Macrodantin, Rifadin und viele andere) spielen in vielen Fällen eine wichtige und lebensrettende Rolle. Eine solche Verschreibung reicht oft aus, um die gesamte Bakterienpopulation Ihres Darms auszulöschen.

Antibiotische Rückstände in Geflügel, Fisch, Vieh und Milch

Die industrielle Landwirtschaft erfordert die Verwendung kontinuierlicher, großer Dosen von Antibiotika, um überfüllte, eingesperrte Tiere am Leben zu erhalten. Zwangsläufig werden einige dieser Antibiotika auf die Nahrungsversorgung übertragen und beeinflussen die Menschen.

Schwermetalle

Quecksilber, Blei, Arsen, Cadmium, Nickel, Silber und andere Metalle sind extrem giftig, sogar in Spuren. Die Kontaminationsquellen reichen von industriellen Schadstoffen über Haushaltschemikalien, Batterien bis hin zu elektronischen Bauteilen, Messgeräten und anderen Quellen. Kinder sind am verletzlichsten.

Künstliche Lebensmittelfarbe

Vor Jahren wurde ein Farbpigment namens Kristall-violett (auch bekannt als Kristallenzian) weit verbreitet als topisches Antiseptikum verwendet. Es gibt gute Gründe zu glauben, dass eine langfristige Exposition gegenüber künstlichen Lebensmittel-farbstoffen Darmbakterien beeinflussen kann.

Medizinische Behandlungen und Umwelt-schadstoffe

Chemo- und Strahlentherapie töten Bakterien aus demselben Grund ab, aus dem sie Krebszellen abtöten. Es gibt andere Faktoren, die die Darmflora negativ beeinflussen, wie industrielle Schadstoffe, Haushaltschemikalien, antibakterielle Seifen und toxische Substanzen, die in Zahnpasta, Shampoo und Detergenzien gefunden werden.

Man braucht hier wohl nichts Weiteres hinzufügen, um die Wichtigkeit der Darmflora zu betonen und diese deshalb immer in einem guten Zustand zu behalten. Die Darmflora sollte immer durch regelmäßige Einnahme von Probiotika geschützt werden.

Kapitel 3: Wie gelangen Nährstoffe durch den Darm in den Körper

Die verdauten Moleküle der Nahrung sowie Wasser und Mineralien aus der Nahrung werden in der Höhle des oberen Dünndarms aufgenommen. Die absorbierten Materialien kreuzen hauptsächlich durch die Schleimhaut in das Blut und werden im Blutstrom zu anderen Teilen des Körpers zur Lagerung oder zur weiteren chemischen Veränderung transportiert. Dieser Teil des Verdauungsprozesses variiert je nach den verschiedenen Arten von Nährstoffen.

Nährstoffaufnahme im Verdauungssystem:

Kohlenhydrate

Ein durchschnittlicher Erwachsener isst täglich etwa ein halbes Kilo Kohlenhydrate. Einige unserer häufigsten Lebensmittel enthalten hauptsächlich Kohlenhydrate.

Beispiele hierfür sind:

Brot
Kartoffeln
Gebäck
Süßigkeiten
Reis
Spaghetti
Obst und Gemüse

Viele dieser Lebensmittel enthalten sowohl Stärke, die verdaut werden kann, und Ballaststoffe, die der Körper nicht verdauen kann.

Die verdaulichen Kohlenhydrate werden durch Enzyme im Speichel, im Pankreassaft und in der Schleimhaut des Dünndarms in einfachere Moleküle aufgespalten. Stärke wird in zwei Schritten verdaut: Zuerst zersetzt ein Enzym in Speichel und Pankreassaft die Stärke in Moleküle, die Maltose genannt werden; dann spaltet ein Enzym in der Schleimhaut des Dünndarms (Maltase) die Maltose in Glukosemoleküle, die im Blut aufgenommen werden können. Glukose wird durch den Blutstrom zur Leber transportiert, wo sie gespeichert oder verwendet wird, um Energie für die Arbeit des Körpers bereitzustellen.

Tafelzucker ist ein anderes Kohlenhydrat, das verdaut werden muss, um für den Körper nützlich zu sein. Ein Enzym in der Schleimhaut des Dünndarms verdaut Zucker in Glukose und Fruktose, die in der Darmhöhle in das Blut aufgenommen werden können. Milch enthält noch eine andere Art von Zucker, Laktose, die durch ein Enzym namens Laktase, das auch in der Darmschleimhaut gefunden wird, in absorbierbare Moleküle umgewandelt wird.

Eiweiß

Nahrungsmittel wie Fleisch, Eier und Bohnen bestehen aus riesigen Proteinmolekülen, die von Enzymen verdaut werden müssen, bevor sie zum Aufbau und zur Reparatur von Körpergewebe verwendet werden können. Ein Enzym im Magensaft beginnt mit der Verdauung von geschlucktem Protein.

Die weitere Verdauung des Proteins ist im Dünndarm abgeschlossen. Hier führen mehrere Enzyme aus dem Pankreassaft und der Schleimhaut des Darms den Abbau riesiger Proteinmoleküle in kleine Moleküle namens Aminosäuren durch. Diese kleinen Moleküle können von der Höhle des Dünndarms in das Blut geraten, dort absorbiert und dann zu allen Teilen des Körpers getragen werden, um die Wände und andere Teile der Zellen aufzubauen.

Fette

Fettmoleküle sind eine reiche Energiequelle für den Körper. Der erste Schritt bei der Verdauung von Fetten wie Butter besteht darin, es im vorhandenen Wasser der Darmhöhle aufzulösen. Die Gallensäuren, die von der Leber produziert werden, wirken als natürliche Detergenzien, um Fett in Wasser aufzulösen und erlauben es den Enzymen, die großen Fettmoleküle in kleinere Moleküle zu zerlegen, von denen einige Fettsäuren und Cholesterin sind.

Die Gallensäuren verbinden sich mit den Fettsäuren und Cholesterin und helfen diesen Molekülen, in die Zellen der Schleimhaut transportiert zu werden. In diesen Zellen werden die kleinen Moleküle zu großen Molekülen zurückverwandelt, von denen die meisten in Gefäße (sogenannte Lymphgefäße) nahe dem Darm gelangen. Diese kleinen Gefäße tragen das reformierte Fett zu den Venen, dann trägt das Blut das Fett zu Lagerdepots in verschiedene Teile des Körpers.

Vitamine

Die großen, hohlen Organe des Verdauungssystems enthalten Muskeln, die ihre Wände bewegen können. Die Bewegung von Organwänden kann Nahrung und Flüssigkeit antreiben und den Inhalt in jedem Organ mischen. Eine typische Bewegung der Speiseröhre, des Magens und des Darms nennt man Peristaltik. Die Peristaltik wirkt wie eine Meereswelle, die sich durch den Muskel bewegt. Der Muskel des Organs erzeugt eine Verengung und treibt dann den verengten Teil langsam über die Länge des Organs. Diese Wellen der

Verengung drücken das Essen und die Flüssigkeit vor ihnen durch jedes hohle Organ.

Wasser und Salz

Die meisten Stoffe, die aus der Höhle des Dünndarms aufgenommen werden, ist Wasser, in dem Salz gelöst ist. Das Salz und Wasser kommt aus der Nahrung und der Flüssigkeit, die wir schlucken, und den Säften, die von den vielen Verdauungsdrüsen abgesondert werden. Bei einem gesunden Erwachsenen werden mehr als 4 Liter Wasser, das mehr als 30 Gramm Salz enthält, alle 24 Stunden aus dem Darm aufgenommen.

Kapitel 4: Wie beeinflusst die Ernährung unsere Darmflora

Die Ernährung ist ein Hauptfaktor, der die Zusammensetzung und den Metabolismus der Kolon-Mikrobiota antreibt. Die Menge, Art und Ausgewogenheit der wichtigsten diätetischen Makronährstoffe (Kohlenhydrate, Proteine und Fette) haben einen großen Einfluss auf die Dickdarm-Mikrobiota.

Der menschliche Dickdarm enthält eine dichte Population von Bakterienzellen. Bacteroidetes, Firmicutes und Actinobacteria sind die drei Hauptstämme, die den menschlichen Dickdarm bewohnen. Diese Bakterien besitzen eine faszinierende Reihe von Enzymen, die komplexe diätetische Substrate abbauen können.

Bestimmte Dickdarmbakterien sind in der Lage, eine bemerkenswerte Vielfalt von Substraten zu metabolisieren, während andere Spezies besondere Aktivitäten durchführen, einschließlich des primären Abbaus von Pflanzenzellwänden. Der mikrobielle Metabolismus von Kohlenhydraten in der Nahrung führt hauptsächlich zur Bildung von kurzkettigen Fettsäuren und Gasen. Die wichtigsten bakteriellen Fermentationsprodukte sind Acetat, Propionat und Buttersäure; die Produktion von diesen trägt dazu bei, den Colon-pH-Wert zu senken.

Diese schwachen Säuren beeinflussen die mikrobielle Zusammensetzung und direkt die Gesundheit des Colons, wobei Butyrat die bevorzugte Energiequelle für die Colonozyten ist. Bestimmte Bakterienarten im Colon überleben durch Ernährung, wobei entweder die Abbauprodukte des komplexen Kohlenhydratabbaus oder Fermentationsprodukte wie Milchsäure für das Wachstum verwendet werden. Der mikrobielle Proteinstoffwechsel führt zu zusätzlichen Fermentationsprodukten, von denen einige für die Gesundheit des Colons potenziell schädlich sind.

Die Komplexität und Variabilität der mikrobiellen Populationen von Darmbakterien ist in den letzten Jahren zunehmend offensichtlich geworden. Die Variabilität kann sich auf den Einfluss zahlreicher Faktoren, einschließlich Diät und Genetik, beziehen. Die Zusammensetzung und Aktivität von Darmbakterien kann je nach Lebensereignissen (einschließlich der Pubertät, des Eierstockzyklus, der Schwangerschaft und der Menopause) variieren. Die Ernährung von Kindern, die vom Säugen entwöhnt werden, kann einen besonderen Einfluss auf die mikrobielle Vielfalt im späteren Leben haben. Eine weitere große Verschiebung der Darmmikroben-Populationen tritt mit dem Alter auf. Die Bacteroidetes Phylum Bakterien neigen dazu, numerisch während der Jugend zu dominieren, doch die Anzahl nimmt signifikant im Alter ab, während der umgekehrte Trend für Bakterien des Firmicutes Phylums auftritt. Die Konsequenzen und der Grund für diese Änderung sind noch nicht klar. Die Darmmikrobiota-Profile älterer Menschen sind jedoch möglicherweise nicht optimal.

Daraus ist zu schließen, dass nicht nur die Ernährung unsere Darmflora beeinträchtigt, sondern viele Faktoren dazu führen können, das Gleichgewicht dieser zu zerstören.

Kapitel 5: Tipps für einen gesunden Darm

Nachdem wir nun so Einiges über unseren Darm wissen, möchte ich Ihnen hier ein paar klare und sehr simple Tipps geben, um Ihren Darm gesund und auf Trapp zu halten:

Ich gehe etwas ausführlicher auf meinen ersten Tipp ein, da er wirklich leicht anzuwenden ist und auf allen Gebieten nur positive Auswirkungen auf Ihre Gesundheit haben wird, nicht nur für Ihren Darm und die Verdauung.

1. Konsumieren Sie Zitronensaft in warmem Wasser: Es ist am besten, dies nach dem Aufstehen zu tun, da es die Magensäfte stimuliert.

So wird's gemacht:

Sie sollten gefiltertes Wasser verwenden und es sollte lauwarm sein, nicht brühend heiß. Sie sollten eiskaltes Wasser vermeiden. Verwenden Sie immer frische

Zitronen, Bio wenn möglich, nie Zitronensaft aus Flaschen oder Dosen. Ich presse 1/2 Zitrone und trinke sie in einem Glas Wasser. Das sollte man tun, bevor man etwas isst oder trinkt, gleich morgens auf nüchternen Magen.

BONUS: Versuchen Sie, frisch geriebenen Ingwer oder ein wenig Cayenne für einen Boost hinzuzufügen.

Wobei hilft Ihnen der lauwarme Zitronensaft am Morgen?

Er hilft der Verdauung - Zitronensaft spült unerwünschte Stoffe und Giftstoffe aus dem Körper. Seine atomare Zusammensetzung ist ähnlich dem Speichel und der Salzsäure von Verdauungssäften. Er regt die Leber an, Galle zu produzieren, eine Säure, die für die Verdauung benötigt wird. Zitronen sind auch reich an Mineralien und Vitaminen und helfen, Amine oder Toxine im Verdauungstrakt zu lösen. Die verdauungsfördernden Eigenschaften von Zitronensaft helfen, Symptome von Verdauungsstörungen, wie Sodbrennen, Aufstoßen und Blähungen zu lindern.

Er reinigt Ihr System, ist ein Diuretikum - Zitronensaft hilft, unerwünschte Materialien teilweise auszuspülen, weil Zitronen das Wasserlassen beschleunigen. Daher werden Toxine schneller ausgeschüttet, wodurch die Harnwege gesund bleiben. Die Zitronensäure in Zitronen hilft, die Enzymfunktion zu maximieren, die die Leber stimuliert und bei der Entgiftung hilft.

Er steigert die Gesundheit Ihres Immunsystems - Zitronen sind reich an Vitamin C, das gegen Erkältungen hilft. Er enthält viel Kalium, was die Funktion von Gehirn und Nerven stimuliert. Kalium hilft auch, den Blutdruck zu kontrollieren. Ascorbinsäure (Vitamin C), die in Zitronen gefunden wird, weist entzündungshemmende Wirkungen auf und wird als ergänzende Unterstützung für Asthma und andere respiratorische Symptome verwendet. Es verstärkt die Eisenabsorption im Körper; Eisen spielt eine wichtige Rolle bei der Immunfunktion. Zitronen enthalten auch Saponine, die antimikrobielle Eigenschaften aufweisen und Ihnen so die Grippe vom Körper fernhalten können.

Er gleicht pH-Werte aus – die Zitrone ist eines der

alkalisierenden Lebensmittel für den Körper. Sicher, sie sind an sich sauer, aber in unserem Körper sind sie basisch (die Zitronensäure schafft keine Säure im Körper, wenn sie einmal metabolisiert wurde). Zitronen enthalten sowohl Zitronensäure als auch Ascorbinsäure, schwache Säuren, die leicht vom Körper abgebaut werden, wodurch der Mineralgehalt von den Zitronen hilft, das Blut zu alkalisieren. Krankheitszustände treten nur auf, wenn der pH-Wert des Körpers sauer ist. Das regelmäßige Trinken von Zitronenwasser kann helfen, die Gesamtsäure im Körper zu entfernen, einschließlich Harnsäure in den Gelenken, die eine der Hauptursachen für Schmerzen und Entzündungen sind.

Er fördert die Heilung - Ascorbinsäure (Vitamin C), die reichlich in Zitronen vorkommt, fördert die Wundheilung und ist ein wichtiger Nährstoff für die Erhaltung gesunder Knochen, Bindegewebe und Knorpel.

Er hydratisiert Ihr Lymphsystem. Warmes Wasser und Zitronensaft unterstützen das Immunsystem, indem sie die vom Körper verlorenen Flüssigkeiten ersetzen.

Er hilft bei der Gewichtsabnahme. Zitronen sind reich an Pektin-Fasern, die Heißhunger hindern. Studien haben gezeigt, dass Leute, die eine alkalische Diät beibehalten, wirklich schneller Gewicht verlieren.

Also, bei all diesen positiven Fähigkeiten, würde ich doch jedem empfehlen, ein bisschen Zitrone morgens zu trinken, nicht nur allein für die Gesundheit Ihres Darmes.

2. Nehmen Sie probiotische Ergänzungen: Probiotische Ergänzungen helfen, den Darm wieder mit guten Bakterien zu bevölkern.

3. Essen Sie präbiotische Vollwertkost: Lebensmittel wie Zwiebeln, Knoblauch, Löwenzahn, Gemüse, Artischocken und Bananen ernähren und unterstützen das Wachstum von guten Bakterien im Darm.

4. Essen Sie probiotische Vollwertkost: Sauerkraut, Kimchi und Kefir sind wunderbare probiotische Lebensmittel, die in den meisten Reformhäusern zu kaufen sind.

5. Trinken Sie nicht zu Ihren Mahlzeiten: Wasser verdünnt die Magensäfte, die für den Abbau unserer Nahrung lebenswichtig sind, also nehmen Sie 20 Minuten vor dem Essen ein großes Glas Wasser zu sich und warten Sie 20 Minuten, nachdem Sie mit dem Essen fertig sind, um nochmals eins zu trinken!

6. Essen Sie langsam in einer entspannten Umgebung: Das Blut geht in Stresssituationen aus dem Verdauungstrakt.

7. Trinken Sie Aloe Vera Saft am Morgen: Er wirkt sehr beruhigend auf den Darm.

8. Auf glutenhaltige Lebensmittel verzichten: Der Darm liebt das Eiweiß, welches man im Gluten findet nicht unbedingt.

9. Beginnen Sie jede Mahlzeit mit etwas Rohem: Starten Sie jede Mahlzeit mit einem frischen Salat, dann werden Ihre Verdauungsenzyme "aufwachen" und sind bereit, Ihre Nahrung abzubauen. Ich trinke oft einen Selleriesaft vor dem Essen oder nehme eine Gurke vor meinen Mahlzeiten zu mir.

10. Kauen Sie Ihr Essen 10 bis 20 Mal: Ja, bevor Sie schlucken! Sie werden viel weniger Druck auf Ihr Verdauungssystem ausüben, indem Sie das Essen in Ihrem Mund zerkleinern.

11. Lernen Sie, Sprossen zu lieben: Sprossen sind reich an Enzymen und eignen sich hervorragend für frische Salate.

12. Vermeiden Sie Antibiotika soweit es geht: Sie beeinflussen das Gleichgewicht gesunder Bakterien im Darm. Sprechen Sie aber unbedingt zuerst mit Ihrem Arzt und halten Sie sich an deren Anweisung.

13. Essen Sie Obst auf nüchternen Magen: Obst gärt im Magen und kann Ihre Verdauung anregen.

14. Kamillentee: Er beruhigt und entspannt die Darmwand und beugt Verstopfungen vor!

15. Trinken Sie: Trinken Sie, wenn möglich, gefiltertes Wasser. Flüssigkeit hilft den überschüssigen Abfall zu eliminieren und hält unseren Darm gesund.
16. Erhöhen Sie Ihre Ballaststoffzufuhr: Dies hält nicht nur Ihre Darmtätigkeit in Schwung, sondern hilft auch, überschüssige Hormone zu eliminieren. Essen Sie Flachs- und Blattgemüse - sie sind reich an Ballaststoffen! Oder fügen Sie das berühmte Müsli zu Ihrem Frühstück hinzu.

17. Essen Sie nicht spät in der Nacht: Versuchen Sie zwei bis drei Stunden vor dem Zubettgehen zu essen, um Zeit für die Verdauung zu haben.

18. Essen Sie genug Protein, Kohlenhydrate und gutes Fett: Sie sollten Protein und Fett zu jeder Mahlzeit haben. Fett, Protein und Kohlenhydraten sind Makronährstoffe - die Nährstoffe, die Ihr Körper in großen Mengen benötigt. Bauen Sie jede Mahlzeit mit angemessenen Makronährstoff-Verhältnissen auf

und Sie werden sicher sein, dass Sie das zu sich nehmen, was Sie für eine gute Gesundheit brauchen.

Kohlenhydrate und Proteine sind an zahlreichen physiologischen Funktionen beteiligt, die Ihrem Körper helfen, optimal zu funktionieren. Proteine sind Bestandteile aller Ihrer Zellen, Haut, Muskeln und Organe. Protein ist auch entscheidend für gesundes Wachstum und Entwicklung, Muskelaufbau, Wartung und Zellreparatur. Da Ihr Körper ständig Gewebe abbaut, brauchen Sie eine ständige Versorgung mit Eiweiß, um es wieder aufzufüllen. Kohlenhydrate sind die wichtigste Energiequelle Ihres Körpers. Alle Kohlenhydrate, mit Ausnahme von Ballaststoffen, zerfallen in Glukose oder Blutzucker, die Ihre Zellen und Gewebe mit der Energie versorgt, die sie benötigen, um zu funktionieren. Sie benötigen eine ständige Versorgung mit Kohlenhydraten, um Müdigkeit und Funktionsbeeinträchtigungen zu vermeiden.

Dies sind meine 18 Tipps, um Ihren Darm gesund und somit funktionsfähig zu halten.

Kapitel 6: Den Darm „reinigen"

Was ist eine natürliche Darmreinigung und wie funktioniert sie?

Eine natürliche Darmreinigung ist eine gute Möglichkeit, Ihren Körper auf natürliche Weise zu entgiften. Sie zielt hauptsächlich darauf ab, alle angesammelten Fäkalien aus Ihrem Darm und Verdauungstrakt mit verschiedenen Methoden zu entfernen. Darmreinigung wird auch als Kolontherapie bezeichnet.

Es gibt hauptsächlich zwei Möglichkeiten, mit denen Sie Ihren Darm reinigen können:

Die erste Methode beinhaltet die Einnahme von Nahrungsergänzungsmitteln über den Mund oder über das Rektum, um Ihrem Darm zu helfen, seinen Inhalt vollständig auszuscheiden. Solche Ergänzungen sind leicht in Supermärkten, Apotheken und anderen Drogerien erhältlich.

Die zweite Methode ist die Colon-Bewässerung, bei der Darm-Hydrotherapeuten eine Darmspülung durchführen, indem sie über eine kleine Röhre, die in Ihr Rektum eingeführt wird, ein paar Liter Wasser einpumpen.

Sie können sich für eine dieser Methoden entscheiden, um Ihren Darm vollständig zu reinigen. Da Studien, die diese Praxis unterstützen, jedoch begrenzt sind, können Sie nach einem kurzen Blick auf die potenziellen Vorteile und Risiken entscheiden, ob Sie dies wirklich tun wollen oder nicht.

Ich rate zu einer Reinigung des Darmes mit natürlichen Hausmitteln. Eine natürliche Darmreinigung soll helfen, unverdaute Substanzen aus Ihrem Körper auszuscheiden. Auf lange Sicht können solche Substanzen giftig werden und negative Auswirkungen auf Ihre Gesundheit haben. Die Reinigung Ihres Darms verbessert Ihre Vitalität.

Worauf können Sie da am besten zugreifen?

Hier eine Übersicht meiner Vorschläge:

1. Garcinia Cambogia
2. Apfelsaft
3. Joghurt
4. Apfelessig
5. Ingwer
6. Leinsamen
7. Aloe Vera Saft
8. Rizinusöl
9. Grüner Tee

1. Garcinia Cambogia

Verzehren Sie Garcinia Cambogia als Zusatz.
Sie müssen Garcinia Cambogia Zusätze 1- bis 2-mal
täglich konsumieren.

Warum das funktioniert:
Eine Ergänzung mit Garcinia Cambogia (Malabar-
Tamarinde) unterdrückt Ihren Appetit und erhöht
den Stoffwechsel. Dies ist hauptsächlich auf die An-
wesenheit einer Verbindung zurückzuführen, die
Hydroxycitric Acid (HCA) genannt wird. HCA hat
natürliche Fettverbrennungseigenschaften, die Ihnen
helfen können, die zusätzlichen Pfunde zu verlieren.
Garcinia Cambogia hilft nicht nur, alle Giftstoffe aus
Ihrem Körper herauszuspülen, sondern beugt auch
Verstopfung vor und ist gut für Ihre psychische Gesundheit.

2. Apfelsaft

Das brauchen Sie:
1 Apfel
1 Tasse Wasser

Was Sie tun müssen?

Nehmen Sie einen Apfel und schneiden Sie ihn in Stücke.
Mixen Sie die Stücke mit einer Tasse Wasser
Trinken Sie den Apfelsaft.
Nach 30 Minuten trinken Sie ein Glas Wasser

Wie oft sollten Sie das tun?
Sie müssen dies mehrmals täglich für mindestens 3 Tage tun.

Warum das funktioniert?
Äpfel sind eine reiche Quelle von Ballaststoffen. Die Faser hilft den Stuhl aufzufüllen und das macht das Durchqueren des Darms einfacher. Dies hilft, Ihr Gewicht zu reduzieren und zu halten. Zusätzlich ver-

hindern und hemmen Äpfel das Wachstum von Darmkrebszellen.

3. Joghurt

Das brauchen Sie:
Eine kleine Schüssel mit Naturjoghurt

Was Sie tun müssen:

Verzehren Sie das ganze Naturjoghurt.

Wie oft sollten Sie das tun?
Sie müssen 1 bis 2 Mal jeden Tag Naturjoghurt essen.

Warum das funktioniert?
Joghurt ist ein natürliches Probiotikum, das bei der Wiederherstellung der nützlichen Darmflora hilft. Ihr Darm enthält einige gute Bakterien, deren Abwesenheit eine Reihe von Verdauungs- und Gesundheitsproblemen verursachen kann. Joghurt ist auch eine reiche Quelle von Antioxidantien und hilft bei der natürlichen Entgiftung Ihres Körpers. Der tägliche Verzehr von Joghurt hilft bei der Aufrechterhaltung

der Probiotika in Ihrem Körper, was wiederum die Verdauung ankurbelt und den Dickdarm reinigt.

4. Apfelessig

Das brauchen Sie:
1-2 Esslöffel Bio Apfelessig
1-2 Esslöffel Honig
1 Glas warmes Wasser

Was Sie tun müssen:

Den Apfelessig in ein Glas lauwarmes Wasser geben.
Fügen Sie Honig hinzu und mischen Sie gut.
Trinken Sie dieses Getränk jeden Morgen.

Wie oft sollten Sie das tun?
Machen Sie es einmal täglich.

Warum das funktioniert?
Apfelessig hat antioxidative und antibiotische Eigenschaften, die für einen gesunden Darm sehr vorteilhaft sind. Die antibiotische Eigenschaft von Apfelessig beruht auf dem Bakterium Acetobacter, das die Verdauung und die ordnungsgemäße Funktion des

Darms unterstützt. Die saure Natur von Apfelessig erhöht den Säuregehalt in Ihrem Magen, beseitigt Giftstoffe und hilft Ihnen, Gewicht zu verlieren.

5. Ingwer

Das brauchen Sie:
1-2 cm Ingwer
1/4 Tasse Zitronensaft
2 Tassen warmes Wasser

Was Sie tun müssen:

Extrahieren Sie zwei Teelöffel Ingwersaft.
Fügen Sie ihn zu zwei Tassen heißem Wasser hinzu.
Geben Sie den Zitronensaft hinzu und rühren Sie gut um.
Sie können dieses Getränk in zwei oder mehrere Teile aufteilen und über den ganzen Tag konsumieren.

Wie oft sollten Sie das tun?
Trinken Sie diese Lösung den ganzen Tag über.
Warum das funktioniert?

Ingwer enthält eine bioaktive Verbindung namens Gingerol, die antioxidative und entzündungshemmende Eigenschaften besitzt. Es wird oft verwendet, um Verdauungsprobleme zu behandeln und das Gewicht zu reduzieren. Ingwer stimuliert die Sekretion von Verdauungssäften, um die Verdauung zu unterstützen, was wiederum bei der Reinigung des Dickdarms hilft.

6. Leinsamen

Das brauchen Sie:
1 Esslöffel pulverisierte Leinsamen
1 Glas warmes Wasser

Was Sie tun müssen:

Nehmen Sie einen Esslöffel gemahlene Leinsamen und vermischen Sie das Pulver mit einem Glas warmem Wasser.
Trinken Sie diese Mischung 30 Minuten vor dem Frühstück und vor dem Schlafengehen.

Sie können auch etwas Honig für den Geschmack hinzufügen.

Wie oft sollten Sie das tun?

Sie sollten diese Mischung zweimal am Tag trinken.

Warum das funktioniert?

Leinsamen sind eine reiche Quelle von Omega-3-Fettsäuren, Ballaststoffen und Antioxidantien. Der tägliche Verzehr von Leinsamen ist ein sicherer Weg, um Ihren Dickdarm aufgrund der abführenden Wirkung seiner Kombination zu reinigen. Während die Omega-3-Fettsäuren wunderbar für Ihre allgemeine Gesundheit sind, können die Antioxidantien und Ballaststoffe in Leinsamen helfen, Ihren Stuhlgang zu regulieren, um alle Giftstoffe aus Ihrem Körper zu entfernen.

7. Aloe Vera Saft

Das brauchen Sie:

200 mg Aloe Vera Gel

1-2 Tassen Wasser

2 Teelöffel Zitronensaft

Was Sie tun müssen:

Fügen Sie zwei Teelöffel Zitronensaft zu einer oder zwei Tassen Wasser hinzu.
Geben Sie dazu die 200 mg Aloe Vera Gel und mischen Sie gut.
Kühlen Sie den Aloe Vera Saft für 3 bis 4 Stunden und konsumieren Sie ihn.

Wie oft sollten Sie das tun?
Sie müssen mehrmals täglich kleine Mengen des zubereiteten Aloe Vera-Saftes trinken.

Warum das funktioniert?
Da Aloe Vera mehrere Vitamine, Mineralien, Enzyme und Antioxidantien enthält, hat er außergewöhnliche entgiftende und abführende Eigenschaften, die bei der Reinigung des Dickdarms helfen können.

8. Rizinusöl

Das brauchen Sie:

1-2 Esslöffel Rizinusöl

1-2 Esslöffel Orangen- oder Zitronensaft (ungesüßt)

Was Sie tun müssen:

Mischen Sie das Rizinusöl und den Orangen- oder Zitronensaft in gleichen Mengen.

Trinken Sie dies früh morgens auf nüchternen Magen.

Trinken Sie nach jeweils 15-30 Minuten ein Glas heißes Wasser, bis Sie Ihren Darm mindestens 2- bis 3-mal entleert haben.

Nun konsumieren Sie Joghurt oder ein anderes fermentiertes Milchprodukt. Dies wird Ihren Stuhlgang stoppen.

Wie oft sollten Sie das tun?

Sie sollten dies einmal alle 2 Monate tun.

Warum das funktioniert?

Rizinusöl ist ein starkes Abführmittel, das Ihren Stuhlgang schnell erhöht. Die in Rizinusöl enthaltene Ricinolsäure wirkt entgiftend und abführend. Es hilft bei der Reinigung des Dickdarms durch Ausstoßen der unerwünschten Giftstoffe aus Ihrem Körper.

Vorsicht
Schwangere Frauen dürfen Rizinusöl nicht konsumieren, da es Fehlgeburten verursachen kann.

9. Grüner Tee

Das brauchen Sie:
1 Teelöffel grüner Tee
1 Tasse heißes Wasser
Honig (optional)

Was Sie tun müssen:

Geben Sie einen Teelöffel grünen Tee in eine Tasse mit heißem Wasser für mindestens 10 Minuten. Lassen Sie ihn ein wenig abkühlen und fügen Sie etwas Honig hinzu.

Trinken Sie den Tee.

Wie oft sollten Sie das tun?
Sie können 3- bis 4-mal täglich grünen Tee trinken.

Warum das funktioniert?
Grüner Tee ist ein ausgezeichnetes Mittel, um Ihren Körper auf natürliche Weise zu reinigen und zu heilen. Er enthält Catechine, eine Gruppe von Polyphenolen, die antioxidative Eigenschaften aufweisen und bei der Reinigung des Dickdarms helfen.

Schlusswort mit Geheim-Tipp

Nun sind wir am Ende angelangt und ich hoffe, Sie haben es interessant gefunden und neue Möglichkeiten kennengelernt, Ihren Darm gesund zu halten! Wie wichtig dies ist, haben Sie hoffentlich in diesem Buch erfahren. Ich muntere Sie auf, dass eine oder andere Haushaltsmittel auszuprobieren. Jeder Mensch reagiert unterschiedlich. Daher nicht verzweifeln, wenn ein Rezept nicht sofort Früchte trägt. Dann einfach ein anderes Mittel ausprobieren.

Wenn Sie zu Beginn ganz einfach starten wollen ist hier ein Geheim-Tipp: Gleich nach dem Aufstehen zwei Gläser warmes Wasser trinken. Fertig.

Das Wasser auf nüchternen Magen hat zwei Effekte. Während des Schlafes verlieren wir durch Schwitzen Flüssigkeit. Durch trinken von warmem Wasser kompensiert der Körper den Flüssigkeitsverlust sofort. Zum Zweiten ist das Wasser eine perfekte Darmdusche. Ich gebe zu, es ist Gewöhnungsbedürftig. Aber nach ein paar Tagen haben Sie sich daran gewöhnt. Stellen Sie zum Lavabo ein Glas damit Sie es nicht vergessen. Machen Sie dies ein paar Tage lang jeden Morgen. Sie können auf die Wirkung gespannt sein!

Buchempfehlung – Natürliche Antibiotika

Von Alessia Goldfing / ASIN B07FRDY5N3

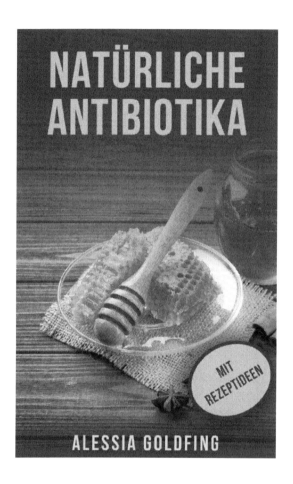

Erfahren Sie warum wir gegen Antibiotika immer resistenter werden. Was es für alternative Bakterien-Killer gibt und wie Sie diese bei Bedarf anwenden oder in den täglichen Menüplan einbauen

Buchempfehlung – Abnehmen mit Powershakes

Von Simona Wellensteiger / ASIN B07F6HBS6N

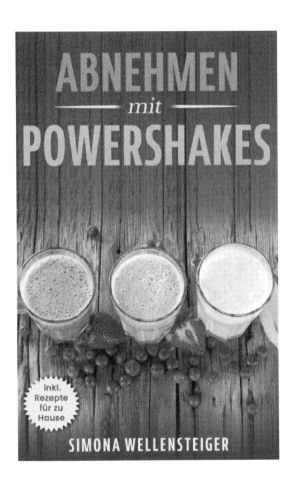

Erfahren Sie das Zusammenspiel zwischen Kalorien und abnehmen. Was der Muskel mit der Kalorienverbrennung zu tun hat und wie Sie mit wirksamen Shakes und Riegel zur Traumfigur gelangen.

Haftungsausschluss

Der Autor und Herausgeber ist nicht haftbar für Schäden und Verluste, die durch den Gebrauch, das Anwenden oder weitergeben dieser Informationen entstehen sollten. Dieses Buch repräsentiert eigene Erfahrungen, Meinung und zahlreiche Informationsquellen des Autors und soll dem Leser zum Wissensaufbau dienen. Der Inhalt ist keine medizinische Hilfe und sollte nicht mit derer verwechselt werden. Die Nutzung dieses Buches und deren Informationen, Anleitungen und Strategien erfolgen auf eigenes Risiko. Der Autor kann für Unfälle, Falschanwendung und Schäden jeglicher Art, die sich bei der Umsetzung der in diesem Buch aufgeführten Tipps und Informationen ergeben, keine Haftung aus keinem Rechtsgrund übernehmen. Unter größter Sorgfalt wurde das Werk erarbeitet. Der Autor übernimmt keine Gewähr für die Korrektheit, Aktualität, Vollständigkeit sowie Qualität der hier bereitgestellten Informationen. Druckfehler und Falschinformationen, welche wesentliche Eigenschaften der Informationen beeinflussen, können nicht vollständig ausgeschlossen werden. Weiß der Leser nicht genau, ob diese Tipps geeignet sind, soll Kontakt zu einem Spezialisten in diesem Fachgebiet aufgenommen werden.

Printed in Poland
by Amazon Fulfillment
Poland Sp. z o.o., Wrocław